AF398921

Como Acelerar Seu Metabolismo?

Uma maneira saudável e sustentável de acelerar seu metabolismo durante dietas de alta intensidade, poucos carboidratos e muitas outras.

Dan Hild

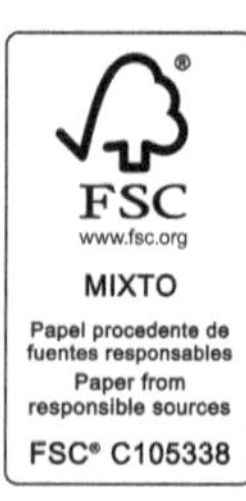

No se permite la reproducción total o parcial de esta obra, ni su incorporación a un sistema informático, ni su transmisión en cualquier forma o por cualquier medio (electrónico, mecánico, fotocopia, grabación u otros) sin autorización previa y por escrito de los titulares del copyright. La infracción de dichos derechos puede constituir un delito contra la propiedad intelectual.

© Dan Hild, 2021– 2nd Edition

Impresión y editorial: BoD – Books on Demand
info@bod.com.es - www.bod.com.es
Impreso en Alemania – Printed in Germany

ISBN: 978-8-4137-3367-8

Introdução

Ao utilizar este livro, você aceita este aviso legal na íntegra.

Nenhum conselho

O livro contém informações. As informações não são conselhos e não devem ser tratadas como tal.

Se julga estar a sofrer de alguma condição médica, você deve procurar assistência médica imediata. Você nunca deve adiar a procura de aconselhamento médico, desconsiderar o aconselhamento médico ou descontinuar tratamentos médicos baseado na informação do livro.

Sem representações ou garantias

Na extensão máxima permitida pela lei aplicável e sujeita à secção abaixo, nós excluímos todas as representações, garantias e compromissos relacionados com o livro.

Sem prejuízo da generalidade do parágrafo anterior, nós não representamos, realizamos ou garantimos:

- que a informação no livro é correta, precisa, completa e não enganosa;

- que o uso da orientação no livro irá levar a qualquer determinado desfecho ou resultado.

Limitações e exclusões de responsabilidade

As limitações e exclusões de responsabilidade estabelecidas nessa secção e noutras partes deste aviso: estão sujeitas à secção 6 abaixo; e governam todas as responsabilidades decorrentes do aviso ou em relação ao livro, incluindo responsabilidades decorrentes de contrato, por ato ilícito (incluindo negligência) e por violação do dever estatutário.

Nós não seremos responsáveis perante você em relação a quaisquer perdas decorrentes de qualquer evento ou eventos além do nosso controle razoável.

Nós não seremos responsáveis perante você em relação a quaisquer perdas comerciais, incluindo, sem limitação, perda de ou danos nos lucros, rendimentos, receitas, uso, produção, poupanças antecipadas, negócios, contratos, oportunidades comerciais e património de marca.

Nós não seremos responsáveis perante você em relação a qualquer perda ou corrupção de quaisquer dados, bases de dados ou software.

Nós não seremos responsáveis perante você em relação a quaisquer danos ou perdas consequentes, indiretas ou especiais.

Exceções

Nada neste aviso deve: limitar ou excluir a nossa responsabilidade pela morte ou danos pessoais resultantes de negligência; limitar ou excluir a nossa responsabilidade por fraude ou representação fraudulenta; limitar qualquer uma das nossas responsabilidades de uma forma que não é permitida ao abrigo da lei aplicável; ou excluir qualquer uma das nossas responsabilidades que não podem ser excluídas ao abrigo da lei aplicável.

Divisibilidade

Se uma secção deste aviso for determinada por qualquer tribunal ou outra autoridade competente como sendo ilegal e/ou inaplicável, as outras secções deste aviso continuam em vigor.

Se qualquer secção ilegal e/ou inaplicável for legal ou aplicável se uma parte for eliminada, essa parte será considerada para eliminação e a restante secção Irá continuar em vigor.

Lei e jurisdição

Este aviso será regido e interpretado em concordância com as leis suíças e quaisquer disputas relacionadas com este aviso estarão sujeitas à jurisdição exclusiva dos tribunais da Suíça.

Prefácio

Olá, querido leitor,

Se você tem este livro a sua frente, é muito provável que seja uma pessoa sofrendo com a obesidade, independente de tratar-se de apenas alguns quilos ou de algumas dezenas. Você provavelmente tentou muitas dietas, desde as que afirmam que você deve comer metade das porções até as que consistem inteiramente em sopas, abacaxi ou beterrabas, e você notou que seguir uma dessas dietas é, para dizer o mínimo, uma estrada muito difícil.

No entanto, você não quer desistir de seu objetivo de perder peso, ou usar aquela camisa que você amava, ou simplesmente se sentir sexy e atraente de novo.

O que eu apresento a vocês neste livro não é uma dieta com um sistema diferente, como aquelas que já existem. E não importa se você já está em uma dieta rica em carboidratos, ou equilíbrio metabólico, ou mesmo em um programa feito por você. A intenção é te mostrar maneiras adicionais com as quais você pode ter mais sucesso em sua dieta, a fim de conseguir perder mais peso sem faz muito mais esforço para isso.

O segredo para alcançar esse objetivo é muito simples. Eu vou te msotrar como estimular o seu metabolismo e assim, ter a capacidade de queimar calorias em um ritmo muito mais rápido. Esse livro não contém quaisquer sugestões de atividades esportivas ou exercícios, nem nada relacionado a esses tópicos. Não porque não faria sentido incluí-las, e sim porque as pessoas que carregam muito peso extra, raramente têm a capacidade de começar e manter um plano tão pesado. Em primeiro lugar, porque os faz entender os limites de seus corpos e suas condições, e em segundo, porque as faz sentir vergonha quando imaginam o que as pessos vão pensar ao ver uma morsa correndo pelas ruas.

Estamos todos familiarizados com os ferimentos, tanto físicos quanto psicológicos, que os portadores de peso extra enfrentam todos os dias. Essa é a razão pela qual eu gostaria de oferecer meus conselhos, para te ajudar a atingir um peso no qual você se sinta mais confortável. Claro, você deve considerar a adição de alguma atividade física quando seu corpo e mente permitirem. Mas mesmo que isso não seja algo que você deseja ponderar neste momento, ou mesmo em um futuro próximo, o que você encontrará nas páginas deste livro vai te ajudar a perder muito peso, de maneira rápida e eficiente, independente da dieta ou programa que esteja seguindo no momento.

Eu te desejo sorte e sucesso para que possa alcançar seu peso desejado.

Sinceramente,
Dan Hild

Dietas, Dietas, Dietas.

Quantas dietas nascidas de produtos feitos pra perda de peso no mercado e apresentadas em livros você acha que existem? A resposta é simples: mais. Muito mais do que você conseguiria imaginar nos seus sonhos mais selvagens. E a cada mês, você verá que nasce uma nova. Além disso, há aquelas que já existem e são pegas por alguém novo, que muda seu nome e apresentação e patenteia sua ideia.

Independente de qual seja a sua dieta favorita, este livro não foi feito para medir seu desempenho e te dar a absoluta resposta correta e completa.

Em suma, este livro trata principalmente de mostrar que, indenpendente de qual dieta você tenha escolhido, você pode ter uma maior taxa de sucesso, basta seguir alguns conselhos simples. Os produtos mencionados aqui não devem ser considerados suplementos alimentares a serem utilizados ao mesmo tempo. Pelo contrário: esses são apenas produtos pra complementar seu plano de dieta, e eu te convido a conhecer mais sobre eles. Alguns podem não ser recomendados para você devido à sua dieta. Outros te darão uma maior chance de alcançar o peso desejado mais rapidamente, e ser capaz de mantê-lo.

A maioria destes conselhos e abordagens destinam-se a estimular seu metabolismo, a fim de te fazer atingir um nível mais alto de combustão. Não é recomendável usar todos os métodos de uma vez, já que o resultado pode ter um impacto negativo em sua saúde, uma vez que seu metabolismo trabalharia em um ritmo tão rápido que poderia prejudicar sua circulação. Por favor, pergunte a um profissional da área e siga as instruções dadas para usar apenas aquilo que pode realmente beneficiar seu corpo.

Acelerando sua Taxa Metabólica, a Chave para o Sucesso

wikipedia.de estabeleceu as seguintes informações sobre a taxa metabólica:

A taxa metabólica é uma variável comumente utilizada na zoologia. Ela mostra o gasto energético por unidade em um organismo. Pode calcular a saída de energia que um organismo apresenta, em calorias, o que só pode ser determinado como a fração do gasto de energia que é liberada em forma de calor.

O gasto energético ou a receita global é entendida, no campo da fisiologia (especialmente em ecofisiologia), como a quantidade de energia por unidade de tempo necessária para um ser vivo manter todos os processos funcionando corretamente. O gasto energético é calculado com base na taxa metabólica e no trabalho que um organismo realiza. Quando se trata de estimar o fator de trabalho, é importante considerar a severidade dos trabalhos físicos.

O gasto energético pode ser medido diretamente ou indiretamente através de calorias. Uma vez que o método é altamente complicato, o método indireto é utilizado especialmente para seres vivos maiores, como o ser humano. Isso é possível graças à degradação da água (H_2O), dióxido de carbono (CO_2) e de produtos que contém nitrogênio e podem ser medidos. A partir dos resultados das referidas medidas, o gasto energético pode ser calculado com valores caloríficos e nutrientes retidos.

O gasto energético difere, não apenas entre espécies e populações como também a nível individual. Durante a atividade física você usará muito mais energia do que enquanto descansa. Além disso, um corpo vivo em temperaturas muito altas ou muito baixas requer mais energia para manter a temperatura corporal ideal do que um corpo vivendo em temperaturas normais (ver também termorregulação).

Dentro de um organismo, também há diferenças no gasto energético. É por essa razão que o nível de metabolismo nos depósitos de gordura é muito mais baixo do que em órgãos como o coração, fígado ou rim.

É possível entender isso de maneira muita clara com uma simples imagem mental:

Imagine que você é responsável por manter uma casa muito grande aquecida. O dono da casa tem um acordo com os lenhadores locais, que fornecem a ele a madeira que consideram necessária. Como os lenhadores preferem ter um grande rendimento, eles entregam madeira demais, em vez de muito pouca. E cada pedaço de madeira que você não usa durante o dia, deve ser armazenado para que não seja roubado durante a noite. Seu apartamento está quase explodindo. Seu novo objetivo é queimar toda a madeira que recebe durante o dia. Se você conseguir queimar essa madeira tão rapidamente, será capaz de ganhar espaço e ter uma qualidade de vida muito melhor. É por essa razão que você frequentemente pensa em queimar tanta madeira quanto possível sem queimar toda a sua casa ou causar danos irreversíveis.

Esse é exatamente o tipo de coisa que discutimos neste livro. Na vida real, no entanto, não são os lenhadores que estão entregando a madeira, e sim você que está criando reservas em seu corpo com tudo aquilo que come no mercado ou restaurantes. Nosso objetivo comum será, daqui em diante, pensar sobre as calorias, que são nada mais do que a energia em nossa comida, e nós tentaremos queimá-las tão rápido quanto possível, para que seu corpo possa começar a usar suas reservas. Apenas quando conseguir isso em uma base de longo prazo, você terá uma melhor qualidade de vida.

Respire em Direção a Uma Vida Mais Saudável

Quando eu era apenas uma criança, meu pai sempre me dizia que eu estava respirando de forma errada. Que eu deveria fazê-lo de uma maneira mais profunda e consciente. Hoje em dia, eu pondero esse conselho frequentemente. Se eu tivesse ouvido a ele e seu bem intencionado conselho, ao invés de armazená-lo na categoria "meu pai acha que sabe de tudo", eu teria me poupado décadas de problemas com peso. Assim como a humilhação, a depressão, a frustração e o mau-hábito de comer para acalmar minhas emoções.

De fato, eu recentemente redescobri este conceito, quando uma amiga que é cantora me falou sobre a maneira correta de respirar, e isso foi depois que eu já tinha começado a perder peso.

Ela simplesmente me perguntou como eu consegui perder uma quantidade de peso tão grande, já que ela havia perdido cerca de vinte quilos quando estava começando seus estudos. Só agora ela percebe que respirar corretamente acelera muito seu metabolismo e faz com que o peso extra praticamente desapareça por si só.

O fato é que por alguma razão, as células não estão absorvendo oxigênio suficiente, não estão recebendo a quantidade adequada, não estão realizando suas tarefas como deveriam. Sobreviver é o objetivo e essa não é a melhor maneira de desempenhar suas tarefas. É dessa forma que as células funcionam na natureza: a combustão requer oxigênio, e quando as células recebem muito pouco, elas apenas acendem, mas não queimam.

O resultado vem em duas maneiras: Primeiro, o corpo consome menos energia, logo, calorias. Além disso, a célula não consegue desempenhar sua tarefa adequadamente. Isso acontece independente de as células pertecerem ao coração, ao rim, ao cérebro ou ao sistema nervoso. Elas simplesmente não trabalham como deveriam. Muitos pesquisadores acreditam que receber baixas quantidades de oxigênio tem um efeito no fato de as pessoas envelhecerem precocemente, e até mesmo em doenças como o câncer. Otto Warburg recebeu o Prêmio Nobel em 1931 e foi apropriadamente homenageado por suas realizações nesse campo pela República Federal da Alemanha, recebendo seu próprio carimbo postal.

Considerando que desejamos acelerar o metabolismo, aqui você encontrará um exercício que deve ser realizado três vezes por dia, em sessões de cinco minutos cada. Os três passos são os seguintes:

- Respire profundamente com seu estômago, através de seu nariz, enquanto conta até cinco em sua cabeça.

- Agora, segure o ar com seu corpo e, na mesma velocidade, conte de 0 até 15.

- Finalmente, expire através de sua boca enquanto conta até oito.

Este exercício deve ser realizado entre 10 e 12 vezes por sessão. Você vai notar que, após fazê-lo por alguns dias, terá mais energia. Se você adicionar este exercício a um programa se dieta, você notará que o sucesso virá muito mais rápido.

Você vai notar rapidamente que o cansaço que vem após cada refeição, é cada vez menor. A razão para essa fatiga, na maioria dos casos, não é porque o corpo está cheio, e sim porque o coração trabalhou por metade do dia e usou muito oxigênio, e isso faz com que ele perca força através da diminuição de oxigênio na corrente sanguínea. Uma vez que o oxigênio restante é usado para o processo digestivo, sobra ainda menos para que o coração trabalhe adequadamente. É por isso que o corpo, na tentativa de se proteger, entra em um modo de repouso. No entanto, se você executar estes exercícios de respiração na parte da manhã e ao meio-dia, haverá oxigênio o suficiente para a digestão e para que seu coração funcione adequadamente, permitindo que seu corpo permaneça poderoso.

Chá Pu-Erh

O chá Pu-Erh é derivado da mesma planta que o chá preto comum, mas é diferente, porque é produzido de uma maneira distinta.

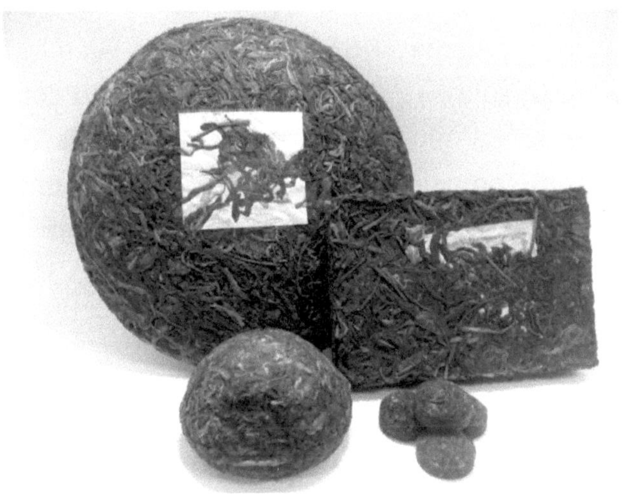

Pu Erh Tee Ziegel By 静葉 (Pu-erh tea allstars) [GFDL (http://www.gnu.org/copyleft/fdl.html) or CC BY-SA 3.0 (http://creativecommons.org/licenses/by-sa/3.0)], via Wikimedia Commons

Esse método de produção diferenciado significa que o chá possui uma variedade de ingredientes, que se degradam muito no processo que o chá preto requer. Há um apresentação muito interessante sobre esse chá, publicada recentemente por Peter Carl Simons.

Enquanto na Alemanha, a Sociedade de Nutrição Alemã (DGE, na sigla em Alemão) adverte sobre o chá, ele tem sido usado com sucesso há muitos séculos em seu país de origem, como uma parte da medicina tradicional na China. Além disso, foi descoberto e exposto mais e mais em muitas universidades bem conhecidas nos Estados Unidos e Europa.

O chá Pu-Ehr é normalmente apresentado como um produto para perda de peso. Sem fornecer qualquer evidência científica, a Sociedade de nutrição Alemã estabeleceu que esse não é o caso. Além disso, advertiram sobre seus conteúdos, uma vez que ele contém substâncias estimulantes como a cafeína e teobromina, que podem

A cafeína, como estou certo de que você já sabe, está presente em seu café, e a teobromina é a substância que faz entre 1 e 2,5% dos grãos de cacau provenientes das árvores de cacau. Nós também podemos encontrá-la nas tradicionais bebidas de cola, mate ou chá preto. O chocolate amargo contém quantidades entre 3 e 10g de teobromina por quilograma, dependendo da empresa que o produz. Certamente o DGE está certo quando diz que essas substâncias não devem ser consumidas em excesso, mas assim teríamos que adicionar o leite, queijos, vinhos, ervas e chá de menta à essa lista.

Muitos ensaios clínicos e testes provaram que o chá Pu-Ehr não apenas consegue acelerar o nível metabólico de maneira significativa, estimulando assim a queima de gordura, como também tem efeitos positivos no sistema imunológico, reduz o colesterol e os níveis de gordura no sangue.

O chá Pu-Ehr é uma ajuda marvilhosa para qualquer dieta. Consumido em moderação, esse chá acelera seu metabolismo de maneira perfeita. Especialistas afirmam que a quantidade máxima a ser consumida por dia deve ser entre 1 e 2 litros.

Quanto ao armazenamento e preparação, Simons escreve em seu livro:

> *Independente de desejar consumir o chá Pu-Ehr por motivos de saúde ou apenas por apreciá-lo: é importante que você armazene seu chá corretamente. Por favor, considere que o chá Pu-Ehr é fermentado naturalmente, e embora descanse em sua cozinha, ele pode continuar a evoluir. É por essa razão que não deve ser armazenado em um lugar sem a ventilação adequada. O recipiente ideal seria uma vaso de cerâmica sem detalhes.*

A diferença entre esse e outros chás, é que o Pu-Ehr pode ser armazenado por um longo período. Na China, chás antigos de diferentes variedades são oferecidos. Isso pode ser comparado à oferta de vinhos que existe no mercado. Você pode encontrar chás que estão armazenados há mais de 50 anos nos mercados. Se armazenados corretamente, esses chás podem ganhar mais nutrientes e um melhor sabor com o passar do tempo. Produtos de alta qualidade podem ser armazenados por períodos maiores de tempo, e essas variedades podem ser tão caras quanto vinhos de alta qualidade.

Se você comprou seu chá em um recipiente, deve remover as folhas com um objeto afiado e extremo cuidado. Na China, um tipo especial de faca é usado para esse chá. Com a lâmina fina, você pode remover as folhas do recipiente sem danificá-las ou quebrá-las. Folhas quebradas te dão um sabor amargo. O conhecedores de chás usam um típico bule Chinês feito de barro para prepará-lo. Aqueles que não possuem esse tipo de recipiente, podem usar um bule de chá comum.

Então, você adiciona entre 5 e 20 gramas de folhas ao bule e o enche com ¼ de água fervente, dependendo da qualidade do chá. A primeira infusão é servida alguns segundos após isso, mas não deve ser consumida, devido ao sabor forte e amargo. Apenas a partir da segunda infusão ele deve ser apreciado. As folhas já umidas são cobertas com água fervente. Após cinco até dez segundos, você pode servir o chá em outro recipiente. As folhas molhadas podem ser usadas em entre 5 e 10 outras infusões, mas o sabor e qualidade dos ingredientes são melhores durante as primeiras cinco infusões (a primeira, mais forte e amarga, não conta).

O chá é consumido lentamente em
pequenos goles.

Café Verde

Uma excelente opção alternativa ao chá Pu-Erh é o café verde. Café verde não significa café imaturo ou chá orgânico. Refere-se aos grãos de café que ainda não foram torrados. Esse é o produto natural, e todos os dias, o número de pessoas que torram seu café por si mesmas, usando um equipamento que compram, é maior.

Isso tem muito a ver com o fato de que o café verde é mais fácil de conseguir e cada vez mais disponível na América central e do sul, assim como na África, em pacotes de meio quilo ou um quilo.

O Café Verde, se comparado ao café tradicional, contém níveis signficativamente mais altos de vitaminas, já que muitos dos nutrientes e substâncias boas presentes são destruidas no processo de torragem. E, a respeito de seu uso durante uma dieta ou como um suplemento, é útil porque contém um alto nível de ácido clorogênico.

wikipedia.de afirma:

O ácido clorogênico é um conhecido antioxidante, e seus isomeros protegem seu DNA de qualquer tipo de dano, com efeitos que deram bons resultados em casos extremos como os de células danificadas por radição radioativa. Depois que o corpo recebe o alimento, ele reduz a absorção de açúcar na corrente sanguínea. Isso apoia a teoria de que o ácido clorogênico demonstra um efeito anti-diabético em seres humanos. Além disso, em indivíduos com boa saúde, ele reduz a pressão arterial. O ácido clorogênico impede que o sangue coagule. E em estudos realizados na Suíça, com ratos como objetos de teste, foram mostrados resultados positivos em diversos tipos de úlceras gástricas, assim como sua capacidade de parar a inflamação do fígado. Finalmente, foi provado que o ácido clorogênico pode ativar a morte programada das células cangerígenas.

Em mais detalhes, Peter Carl Simmons diz em seu livro :

Durante o processo de queima da gordura, o ácido clorogênico é especialmente importante. Ele é a base dos efeitos de queima de gordura no café verde. Durante a torragem dos grãos de café, esses nutrientes e efeitos são grandemente destruidos.

Uma forma simplificada de encarar isso é dizer que o ácido clorogênico para a absorção e armazenamento de açúcar no corpo. E se o corpo começa a absorver menos açúcar, automaticamente reduz a gordura, já que começa a trabalhar com a gordura que está armazenada nele. Como resultado, o uso constante do café verde consegue diminuir os níveis de

Extrato de Raíz de Maca

O extrato da raíz de maca é uma importante fonte de energia que traz vida ao corpo, especialmente pela manhã, e também acelera o metabolismo.

O extrato da raíz de maca cresce em seu país de origem, nos Andes Peruanos, entre 3,800 e 4,800 m acima do nível do mar. Independente dessas condições inadequadas e a combinação com o ar, essa planta consegue absorver todos os nutrientes disponíveis para ela em sua raíz. Para os nativos esta é uma importante fonte de alimento, o que prova que não é possível ter overdose com seu uso.

O extrato da raíz de maca é usado principalmente para tratar a disfunção erétil, assim como problemas hormonais ou infertilidade nas mulheres. Além disso, a maca é usada por fisiculturistas como uma alternativa natural aos esteróides. É por essa razão que ela é amplamente disponível em todo o mundo.

Quando se trata de uma dieta, dois dos efeitos da maca podem causar um grande interesse. Em primeiro lugar, ela ajuda a formar músculos. É claro, isso pode dar uma impressão negativa quando alguém está tentando perder peso, porque quanto mais massa muscular você ganha, mas peso tem. Mas essa seria uma abordagem falha, uma vez que cada fibra muscular queima calorias durante o dia e noite, e se estamos falando a longo prazo, esse seria o suporte perfeito para seu problema dietário.

Tão importante quanto isso, a raíz da maca também te dá um aumento de energia. A raíz negra é a mais bem sucedida quando se trata disso. Há também raízes vermelhas e amarelas. No meu caso, tomar entre 500 e 1,000 miligramas de raíz de maca de manhã, funciona muito melhor do que o café mas forte. Além disso, o metabolismo é estimulado e, como foi descrito por Simmons, nos mantém em um bom estado de espírito e nos garante um bom dia.

Bebida de Boa Noite

Muito programas de dietas, e especialmente aqueles em revistas, reduzem dramaticamente a ingestão de proteínas durante uma dieta. Essas são teorias que nunca mais deveriam ser usadas, uma vez que há muitos anos já foi provado que a falta de proteína em uma dieta é a principal razão pela qual o peso retorna. De fato, o principal objetivo de qualquer dieta deveria ser manter uma boa quantidade de músculos e oferecer ao corpo a quantidade adequada de proteína. Estudos científicos mostram que 2 gramas por quilo devem ser suficietes. Uma pessoa que pesa 90kg precisa de 180 gramas para manter os músculos existentes e, ao mesmo tempo, cobrir a necessidade adicional que o corpo tem por proteína.

O que os criadores de dietas de baixa proteína não sabem, ou preferem deliberadamente ignorar, é que cada músculo está queimando gordura a cada segundo, independente de estarmos nos movimentando ou dormindo. E embora seja verdade que a massa muscular pesa, também é verdade que ajuda a reduzir o peso e manter uma taxa saudável de queima de gordura. Uma abordagem como a das dietas de baixa proteína é uma ideia tão ruim quanto um carro pensar que seu peso reduz sua velocidade e decidir se livrar da parte mais importante, o motor.

A quantidade recomendada de proteína pode parecer exagerada, mas se considerarmos o fato de que a cada segundo cerca de 50 milhões de células são substituídas por novas células no corpo humano, e a proteína representa o maior componente nessas células, podemos entender que não é um exagero.

Um velho e querido amigo me contou, alguns anos atrás, sobre uma Bebida de Boa Noite, e eu devo admitir que estava cético a princípio. No entanto, decidi dar uma chance. A mistura é muito simples:

- 40g de pó proteíco (com CFM de qualidade, se possível)
- 1 colher de chá de mel
- suco de limão fresco (orgânico)
- 0.3 a 0.5 litros de água fresca

Os ingredientes são misturados e bebidos uma hora antes de ir dormir. Minha experiência foi a seguinte:

- Após anos tendo problemas para dormir, agora durmo maravilhosamente.
- suco de limão estimula meu metabolismo mesmo durante a noite, eu queimo mais calorias e tenho uma melhor digestão.
- A proteína de alta qualidade garante que meu corpo receba o que precisa em seu estado para continuar trabalhando da melhor maneira possível e se certificar de que não haja perda na massa muscular.

Não se Esqueça do Magnésio

Muitas pessoas, hoje em dia, sofrem uma forte deficiência de Magnésio. No entanto, muitas não percebem. Há muitas razões para isso:

- Nossos alimentos contêm menos minerais.
- Nós comemos menos vegetais folhosos e grãos integrais, que fornecem muito magnésio.
- Bebidas com fosfato, como as bebidas de cola, reduzem a absorção do magnésio.
- Mesmo quando bebemos pequenas quantidade de álcool, aproximadamente 50 mg de magnésio são excretadas pelos rins.
- magnésio ajuda nosso corpo a lidar melhor com qualquer tipo de estresse ou tensão, mas são necessárias enormes quantidades para isso.

Então, por que precisamos do magnésio? A resposta para essa pergunta não é tão simples. O magnésio é como um gerente para 3,000 enzimas em nosso corpo. Isso afeta uma variedade considerável de processos físicos. Muitos livros, particularmente o livro Minerals, bem-sucedido programa de Strung E Jopp, mostram essas relações de maneira muito melhor. Mesmo que nós possamos encontrar informações muito mais detalhadas no livro, você pode ter uma ideia dos benefícios do magnésio lendo apenas os títulos dos capítulos que contém:

- Magnésio conta o estresse
- Durma melhor
- A Chuva de Bom Humor durante a TPM
- Uma gravidez relaxada
- 1 em cada 10 alemães usam magnésio contra exaquecas
- Magnésio, a fonte da energia para atletas
- Queime gorduras mais rapidamente durante aeróbica
- Magnésio pode te proteger da diabetes?
- Reduza o risco de um ataque cardíaco

A maioria das pessoas acharia isso tudo muito útil. E se esse não fosse o caso, no mínimo uma dessas coisas chamaria sua atenção. Quando o objetivo é perder peso, há dois aspectos a se considerar:

Um, para perder peso, dormir é crucial. E é muito mais importante do que você poderia imaginar, uma vez que muitos estudos afirmam que, em muitos casos, sono de má qualidade é uma das principais razões da obesidade.

O magnésio sempre foi mencionado quando se trata de obter sono de boa qualidade. Primeiramente, o magnésio acalma os nervos, o que também ajuda a combater o estresse. Outra razão comum pela qual as pessoas dormem mal, são os músculos tensos. O magnésio age rapidamente contra pernas cansadas e cãibras. E uma vez que ele ajuda a reduzir a pressão arterial, também te ajuda a dormir.

A fim de funcionar corretamente, as células precisam de magnésio. Isso afeta as células responsáveis por sua digestão, assim como aquelas responsáveis por nutrir seus músculos, incluindo o seu coração. Aqui podemos provar mais uma vez o que já foi discutido sobre a respiração e o oxigênio. Uma deficiencia de magnésio faz com que as mitocôndrias, que são consideradas a fonte de energia das células, percam seu poder. Menos poder significa menos queima e menos combustão, logo, menos queima de calorias.

Especialistas recomendam a ingestão de 200mg de magnésio uma hora antes de dormir. Também recomendam tomar a mesma quantidade todas as manhãs. Dependendo de sua rotina diária, tanto por atividades esportivas, estresse ou qualquer outra razão, você pode tomar uma dose maior.

Se Não Funcionar

Muitas pessoas têm razões para seu problemas de peso que nem sempre se apresentam como um problema físico ou má alimentação. Muitas pessoas, conscientes disso ou não, ganham peso par acalmar a dor, para punir a si mesmas ou aos aoutros, para se proteger e muitas outras razões.

É claro que esses problemas não podem ser resolvidos simplesmente reduzindo sua ingestão de calorias ou aumentando a queima de calorias. Uma das primeiras pessoas a abordar essa questão em seus livros e esclarecer como superar isso, é Christoph Bisel, da BMi Coach GmbH. Em seu livro, "I was a Beached Whale", ele descreve sua própria experiência ao lidar com problemas de peso e as bases de sua abordagem como um técnico de saúde.

Algo que Vale a Pena Lembrar

Tudo que consta neste livro é baseado em experiências pessoais, nas experiências de meus clientes e nos muitos estudos desenvolvidos em todo o mundo. É por isso que é necessário consultar um profissional da saúde antes de adotar qualquer conselho juntamente ao seu programa de dieta. As informações aqui apresentadas não devem substituir a opinião profissional de um profissional da saúde, ou suas recomendções e/ou dosagem. Cada corpo reage de uma forma diferente. Obviamente, nem tudo que este livro contém deve ser considerado como uma promessa de salvação.

Bibliografia

- Barcroft, Alasdair: Aloe Vera: Nature's Silent Healer, 2003, Baam
- Bankhofer, Prof. Hademar: Aloe Vera - Die Pflanze für Gesundheit, Vitalität und Wohlbefinden, 2013, Kneipp Verlag, 6. Auflage
- Beringer, Alice: Aloe vera - Die Königin der Heilpflanzen: Natürlich gesund und schön durch den reinen Extrakt der Aloe vera, 2007, Heyne
- Dahlke, Rüdiger: Krankheit als Symbol, 2014, C. Bertelsmann, 22. Auflage
- Dahlke, Rüdiger: Gewichtsprobleme, 1989, Knaur
- Delbé, Jean B.: Gesund werden - gesund bleiben: Aloe-Vera-Leitfaden Gesund bleiben, 2004, M+M Verlag
- Finnegan, John &, Schmid, Rainer: Aloe Vera - das Geschenk der Natur an uns alle, 2014, Ernährung & Gesundheit, 35. Auflage
- Fricke, Dr. Ulrich (Hrsg.): Heilen mit

Vitalstoffen, 2008, FID

- Frauwallner, Anita: Was tun, wenn der Darm streikt?, 2012, Kneipp

- Gray, Robert: Das Darmheilungsbuch, 2011, Trias

- Grout, Pam: Atme dich schlank, 2014, Ullstein

- Hendel, Dr. Barbara. Das Magnesium Buch, 2014, VAK

- Hild, Anne: Die hcg Diät, 2014, Aurum, 11. Auflage

- Jünemann, Matthias: Die Adipositas Kur, 2012, BOD, 2. Auflage

- Kraske, Dr. med. Eva-Maria: Säure-Basen Balance, 2005, Gräfe & Unzer

- Oppermann, Jutta: Aloe Vera - Was die Pflanze wirklich kann, 2004, Lebensbaum

- Peuser, Michael: Kapillaren bestimmen unser Schicksal: Aloe - Kaiserin der Heilpflanzen, Quelle für Vitalität und Gesundheit, 2010, St. Hubertus

- Rahn-Huber, Ulla: Natürlich heilen und pflegen mit Aloe vera, 2015, Riwei

- Schikowsky, Arno; Binder, Dr. med. Rudolf;

Mörwald, Christian: Die 21-Tage Stoffwechselkur, 2014

- Simons, Peter Carl: Chlorophyll - Gesundheit ist grün, 2015, BOD
- Simons, Peter Carl: Grüner Kaffee - die Garantie zum Abnehmen, 2015, BOD
- Simons, Peter Carl: Aloe Vera - 6'000 Jahre Medizingeschichte können sich nicht irren, 2015, BOD
- Simons, Peter Carl: Pu-Erh-Tee - Tee der Kaiser, 2015, BOD
- Simons, Peter Carl: Maca - Die Heilpflanze der Inkas, 2015, BOD
- Skinner, Rosalynd: Aloe Vera: The Medicine Plant, 2005, Mill Enterprises
- Skousen, Max B.: Aloe Vera Handbook: The Ancient Egyptian Medicine Plant, 2005, Book Publishing Company
- Strunz, Dr. Ulrich, Jopp, Andreas: Forever Young Geheimnis Eiweiss, 2013, Heyne, 7. Auflage
- Strunz, Dr. Ulrich, Jopp, Andreas: Mineralien - das Erfolgsprogramm, 2012, Heyne, 5. Auflage

- Treutwein, Norbert: Übersäuerung - Krank ohne Grund;1996, Südwest Verlag
- Wu, Dr. Li: Fatburner Pu-Erh-Tee, 1999, Midena (Weltbild)
- Vollmer, Joachim Bernd: Gesunder Darm, gesundes Leben, 2010, Knaur
- Zittlau, Dr. Jörg: Grüner Tee für Gesundheit und Vitalität, 1997, Ludwig